AF310451

DU

TORTICOLIS POSTÉRIEUR

ET DE SON TRAITEMENT,

PAR LE REDRESSEMENT FORCÉ ET LE BANDAGE SILICATÉ

PAR

X. DELORE

Ex-chirurgien en chef de la Charité de Lyon

PARIS

G. MASSON, ÉDITEUR

LIBRAIRE DE L'ACADÉMIE DE MÉDECINE

BOULEVARD SAINT-GERMAIN

1878

TORTICOLIS POSTÉRIEUR

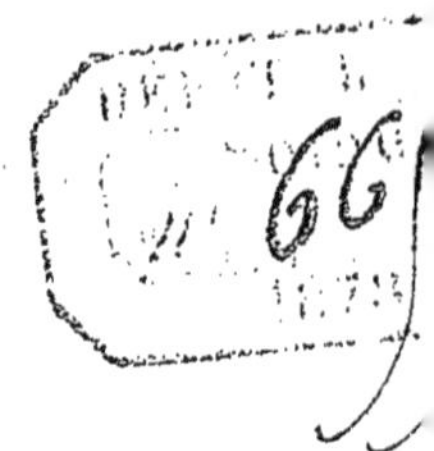

Pour être en mesure d'appliquer un traitement rationnel au torticolis, il importe de lui distinguer nettement plusieurs variétés. Il en est une qui me paraît avoir été trop négligée et qui n'a pas obtenu dans le cadre nosologique sa place légitime. Je veux parler du *torticolis* dû à la *contraction permanente des muscles postérieurs de cou.*

Dans la plupart des ouvrages de pathologie, le torticolis musculaire continu est attribué à peu près exclusivement au sterno-mastoïdien ; le but de ce travail est de combattre une idée aussi exclusive qui aboutit à une pratique souvent inutile et d'exposer ensuite une nouvelle méthode de traitement par le redressement forcé et le bandage silicaté.

Je veux m'occuper exclusivement dans cet article du torticolis musculaire permanent ; je laisse donc de côté le torticolis vertébral, sur lequel M. Dally a publié récemment un remarquable article dans le BULLETIN DE THÉRAPEUTIQUE. Toutefois, je ferai remarquer qu'il est parfois bien difficile de distinguer un torticolis musculaire et un torticolis articulaire. L'impression du froid, notamment, porte également sur le muscle et sur les articulations ; un torticolis en est la conséquence, et dans ce cas la rigidité est due également à l'un et à l'autre de ces organes de mouvements. L'observation IX en est un exemple remarquable ; il y avait une rigidité musculaire évidente, et pendant le redressement les craquements ont démontré que des brides articulaires étaient rompues.

Le torticolis tenant à la rétraction des muscles postérieurs du cou me paraît le plus fréquent de tous. Je l'ai observé

18 fois sur 22 cas. Peut-être ai-je rencontré une série particulière ; mais cette proportion paraît moins extraordinaire quand on recherche son mode de production.

Etiologie. — Le torticolis musculaire permanent succède en général au torticolis aigu ; or, tout le monde sait que cette affection si fréquente siége de préférence dans les muscles de la nuque ; il n'est donc pas étonnant que si le mal passe à l'état chronique il en résulte souvent un torticolis postérieur.

La cause peut agir directement sur le muscle, comme :

1° Le froid (obs. III et X) ;

2° Un traumatisme (obs. I).

La rétraction est consécutive ou par propagation quand l'affection succède à :

1° Une angine (obs. II) ;

2° Une arthrite rhumastismale des articulations vertébrales (obs. VI). Me rapprochant en cela de l'opinion de M. Dally, je considère même cette cause comme très-fréquente ;

3° Des adénites cervicales (obs. V, VII, IX et XI) ;

4° Les piqûres de sangsues sur les côtés du cou ont été signalées par M. J. Guérin ;

5° J'ai observé un cas produit par l'irritation d'un anthrax ;

6° Chez un sujet ce fut un vésicatoire ; chez un autre une brûlure par l'eau bouillante (obs. XII) ;

7° Enfin l'ostéo-périostite de l'occipital a déterminé aussi la rétraction des muscles de la nuque.

Symptômes. — Quand un des faisceaux musculaires postérieurs est contracturé, il produit la même déviation de la tête que le sterno-mastoïdien du même côté. La tête est inclinée du côté malade et la face tournée du côté opposé. La colonne cervicale devient concave du côté rétracté. Les muscles postérieurs du côté opposé font un relief qui est dû à leur refoulement en arrière ; ce refoulement est produit par la convexité de la colonne de ce côté et par les apophyses transverses des vertèbres qui ont subi une rotation sur leur axe. Cette saillie musculaire est, dans les cas de grande déviation, très-accentuée (voy. fig. 1, 2 et 3) et elle a causé plusieurs fois des erreurs de diagnostic.

Quoique l'attitude soit la même que dans la rétraction du sterno-mastoïdien, ce muscle, dont les points d'attache sont rapprochés, est dans une état de relâchement habituel, et s'il se durcit pendant les efforts de redressement, c'est par effet réflexe et pour éviter une distension douloureuse à ses congénères les muscles postérieurs. Ces muscles n'accusent pas leur rétraction morbide par un relief bien accentué à cause de la concavité de la colonne; toutefois, on sent aisément leur résistance en essayant le redressement. Pendant l'anesthésie cette résistance persiste, tandis que celle du sterno-mastoïdien disparaît, ce qui ne serait pas survenu si l'on avait eu affaire à une rétraction vraie de ce muscle.

QUELS SONT LES AGENTS DE LA DÉVIATION DANS LE TORTICOLIS?

L'idée de torticolis et celle de rétraction du sterno-mastoïdien sont tellement associées qu'elles semblent inséparables. Velpeau, dans son TRAITÉ DE MÉDECINE OPÉRATOIRE, disait : « Il est à peu près démontré aujourd'hui que le sterno-cleïdo-mastoïdien est sinon la cause unique, du moins le point de départ incomparablement le plus fréquent du torticolis. »

Malgaigne, dans ses LEÇONS D'ORTHOPÉDIE (1862), émet l'opinion suivante : « Dans la majorité des cas il y a rétraction musculaire, limitée le plus souvent au sterno-mastoïdien. »

Vidal de Cassis tenait le même langage.

Dans l'ouvrage de M. Gaujot, l'idée dominante, à propos du torticolis, comme étiologie et thérapeutique, c'est la rétraction du sterno-mastoïdien.

Il me paraît donc bien démontré que l'on s'est trop préoccupé du sterno-mastoïdien dans le torticolis, et c'est contre cette idée exclusive que je m'élève dans ce mémoire, d'autant plus qu'elle a eu de mauvaises conséquences pratiques.

Je ne veux pas dire que le torticolis par rétraction du sterno-mastoïdien (1) n'existe pas ; d'après les faits que j'ai observés, il se rencontre approximativement une fois sur dix. Je ne prétends pas non plus être le premier à signaler le torticolis postérieur.

Fabre, dans son DICTIONNAIRE (1846), après avoir longuement parlé du sterno-mastoïdien, ajoute : « Il paraît démontré aujourd'hui que la plupart des muscles du cou peuvent devenir le point de départ d'une rétraction permanente et contribuer ainsi à quelques-unes des déviations de la tête. »

Le peaucier a été également signalé comme agent de déviation par Gooch et Lelong.

---

(1) Le torticolis produit par le sterno-mastoïdien est habituellement congénital. Plusieurs faits m'ont mis, je crois, sur la voie de son étiologie Il est le résultat de tractions exercées sur le cou dans la présentation du siége ou dans la version podalique. A la suite de ces tractions, un des sterno-mastoïdiens subit des déchirures et se rétracte consécutivement.

M. J. Guérin a cité, en 1848, une observation fort complète de torticolis postérieur.

Les discussions retentissantes qui furent soulevées, à partir de 1838, à propos de la ténotomie, ne contribuèrent pas médiocrement à fixer toute l'attention sur le rôle du sterno-mastoïdien comme agent de la production du torticolis ; amis et ennemis scientifiques de l'époque n'eurent qu'une même pensée à cet égard, tellement l'impression était forte.

Dans une thèse publiée en 1869, Couillard-Labonnote étudie le torticolis sous toutes ses faces et il a indiqué également qu'il pouvait être dû à la contraction des muscles postérieurs. Toutefois, il admet que le sterno-mastoïdien en est la cause de prédilection et que l'action des muscles prévertébraux nous échappe complétement.

Les muscles postérieurs sont bien suffisants pour produire le torticolis. Pour démontrer cette assertion, je vais prendre un fait type, c'est l'observation de Marie Guichard, placée la première et dont la photographie représente quatre aspects différents dans les figures 1, 2, 3 et 4.

Le traumatisme a porté sur le derrière de la tête et la cicatrice démontre que les fibres supérieures du trapèze gauche ont été seules atteintes à leur insertion occipitale. C'est donc uniquement au trapèze qu'il faut attribuer la déviation la plus considérable que j'aie observée. En se rétractant, ce muscle a incliné la tête de son côté, tourné la face du côté opposé, élevé l'épaule. La tête étant inclinée à gauche, la colonne cervicale est devenue convexe à droite (voy. fig. 3) et, de plus, cette convexité est devenue très-saillante en arrière, à cause de l'exagération de la rotation à droite de la tête, exagération telle que l'oreille gauche était non loin de la fourchette sternale.

Ainsi voilà, si je me trompe, une déformation extrême expliquée par l'action seule du trapèze. Les autres muscles du cou peuvent également produire le torticolis. Le complexus possède une action analogue. Quant au splénius, il incline la tête de son côté ; mais je ne connais pas d'observation authentique de torticolis produit par ce muscle isolé, qui doit aussi faire tourner la face de son côté ; dans tous les cas que j'ai pu voir, la face était tournée du côté opposé.

Les intertransversaires, les longs du cou et les scalènes peuvent aussi être des agents de déviation, et ce sont eux qui entrent probablement les premiers en action lorsque le mal débute par une angine ou une arthrite cervicale.

Dans le fait qui nous occupe, ces muscles ont pu agir synergiquement, mais cette action a passé inaperçue. Quant au sterno-mastoïdien, il est bien placé pour produire une déviation semblable ; mais, dans le cas présent, il n'y a été pour rien et n'était ni rétracté ni douloureux ; en outre, la blessure initiale n'a pas porté sur ses attaches mastoïdiennes.

En général, la cause qui produit la rétraction des muscles postérieurs agit peu sur les sterno-mastoïdiens, qui ne sont rapprochés d'eux qu'au niveau de l'apophyse mastoïde, qui ont des surfaces moins larges et qui par conséquent offrent moins de prise à l'action morbide qui produit la rétraction.

TRAITEMENT.

Parmi les diverses méthodes de traitement du torticolis permanent, je signalerai d'abord le redressement par *les appareils*. Ce moyen est excellent et doit donner, entre les mains d'un orthopédiste exercé, de bons résultats dans les torticolis qui ne sont pas trop résistants. La *Minerve* de M. Bouvier, perfectionnée par nos habiles fabricants, ne laisse rien à désirer. Le collier à pelotes de Bonnet est parfaitement suffisant dans les cas ordinaires ; il est peu compliqué, peu dispendieux et en général passablement toléré. Mais les appareils exigent une longue et exacte application, une surveillance de tous les instants ; car les enfants qui souffrent de leur pression constante deviennent rapidement très-habiles à les déplacer.

Le reproche réel qu'on peut faire aux appareils, c'est leur inefficacité, Il faut bien se le persuader : ce n'est pas l'appareil qui redresse, c'est le chirurgien. Les appareils sont excellents pour maintenir et assurer la rectitude obtenue ; ils sont souvent impuissants à la produire.

En résumé, il faut recourir aux appareils pour les cas simples et pour conserver le redressement obtenu par une autre méthode.

La *ténotomie* a été appliquée au torticolis par Tulpius, Mekren, Scharp, Goock, Dupuytren, Stromeyer, J. Guérin, Bonnet, etc.

La découverte de la méthode des sections sous-cutanées, sa propagation rapide, eurent une influence considérable sur la chirurgie entière. Il était rationnel que l'on cherchât à étendre le champ des applications d'une méthode nouvelle, qui s'annonçait sous de brillants auspices de succès et d'innocuité.

La thérapeutique chirurgicale du torticolis dut s'en ressentir. Un muscle, au cou, était bien disposé pour la ténotomie ; il était naturel que l'on songeât à lui appliquer les procédés nouveaux. L'histoire de notre art est fertile en observations de ce genre. Que de sterno-mastoïdiens j'ai vu couper ! j'avoue en avoir coupé moi-même inutilement un certain nombre.

Ce qui me frappait souvent dans cette opération, c'est que le ténotome le mieux affilé ne coupait jamais bien. La fibre musculaire fuyait devant son tranchant, et j'ai entendu plus d'une fois l'opérateur se demander si la lame de son instrument n'était pas renversée. C'était une preuve que le muscle était peu rétracté, puisqu'il était si difficile de le diviser malgré la position donnée de la tête.

Les guérisons étaient rares et difficiles à obtenir, et les résultats médiocres, ainsi que le prouvent les investigations auxquelles s'est livré Malgaigne sur les faits de M. J. Guérin.

Bonnet, après avoir échoué par la section des deux chefs du sterno-mastoïdien, s'attaquait même au corps du muscle. Après la ténotomie on employait le massage répété et l'on appliquait les appareils avec persistance.

Voici les conclusions de M. Gaujot : « De nombreuses discussions, il ressort ce fait bien avéré que la myotomie ne saurait le plus souvent procurer une guérison complète sans le secours des agents mécaniques. »

Quoique peu efficace, la ténotomie du sterno-mastoïdien a cependant un avantage, surtout depuis l'intervention de l'anesthésie : elle permet de porter la tête plus facilement en sens inverse. Les muscles postérieurs, qui ne sont plus soutenus par le muscle divisé, cèdent plus facilement, et je ne veux pas contester les guérisons obtenues par la méthode complexe qui unit la myotomie, le massage avec anesthésie et les appareils ; mais je crois qu'on se faisait souvent illusion sur la manière dont on les obtenait. La ténotomie n'est pas toujours innocente, comme le prouve les faits malheureux de Robert (1846) et de Bonnet (1848).

Il y a cependant, je dois en convenir, de véritables rétractions du sterno-mastoïdien qui rendent ce muscle justiciable de la ténotomie ; mais leur nombre est, je crois, moins considérable que les cas de torticolis postérieur.

La ténotomie a été rarement appliquée au cou à d'autres muscles ; cependant Stromeyer coupa le trapèze, après avoir inutilement sectionné le sterno-mastoïdien.

En résumé, il faut réserver la ténotomie pour les cas où l'on ne peut réussir autrement.

Les *frictions* prolongées, les *mouvements* sans anesthésie ont pu donner quelques guérisons ; c'est un moyen sur lequel il ne faut pas trop compter, aussi je l'ai vu échouer dans mon service après plusieurs mois d'essais infructueux.

Il n'en est pas de même du massage et des mouvements forcés mis en usage par Récamier, et dont Séguin (*Revue médicale*, 1838) rapporte une observation concluante. Cette méthode est excellente, mais elle tomba dans l'oubli ; car, du temps de Récamier, on ne connaissait pas l'anesthésie, qui lui vient si puissamment en aide et qui est la condition presque indispensable du succès. Du reste, le fait nouveau de la découverte et de la propagation de la ténotomie absorba complétement l'attention. Maintenant que l'engouement est passé de ténotomiser tous les tendons des muscles rétractés, on doit se demander s'il est possible de les voir céder par la seule extension forcée, singulièrement favorisée par l'anesthésie.

Larghi (*Gaz. hebdom.*, 1862) avait substitué l'extension manuelle à la ténotomie pour obtenir l'extension des muscles rétractés.

Au Congrès de Lyon (1863) j'avais démontré l'inutilité de la section des muscles à longues fibres musculaires, critiqué les sections tendineuses au genou dans le redressement des ankyloses, et j'avais trouvé pour adversaire M. Palasciano, auteur d'un procédé de section du triceps crural.

Depuis cette époque, les faits ont confirmé ma manière de voir ; je me suis appliqué à restreindre le champ d'application de la ténotomie, et pour le torticolis j'ai obtenu seize succès complets sans section.

Procédé opératoire. — Voici de quelle façon j'opère : le malade, étant complétement endormi, est assis sur un tabouret peu élevé. Deux aides, également assis, saisissent chacun un bras, qu'ils tiennent verticalement en bas, et maintiennent à son aide l'équilibre du corps. L'opérateur s'empare de la tête et lui fait exécuter doucement, progressivement, des mouvements de rotation et d'inclinaison en sens inverse. Peu à peu le redressement s'opère ; on dépasse même la rectitude. De temps en temps des craquements se produisent ; ils sont dus à de petites brides fibreuses, qui cèdent brusquement. La colonne vertébrale incurvée se redresse elle-même, et au bout d'un instant, qui a varié de cinq à dix minutes, le redressement est complet.

Immédiatement après, j'applique avec soin un bandage silicaté, pendant la fabrication duquel un aide vigoureux maintient la tête déviée en sens inverse. Ce bandage embrasse la poitrine, le cou et la tête, excepté la face ; ces parties sont convenablement recouvertes de coton, pour éviter tout contact douloureux (voy. fig. 7 et 8).

Pour consolider le bandage, quatre attelles de carton mouillé imbibées de silicate sont appliquées en arrière et sur les côtés. Le tout est maintenu immobile jusqu'à dessiccation au moyen de quelques attelles de fil de fer.

Ajoutons quelques petits détails : dans un cas je fus obligé d'enlever prématurément le bandage, à cause de la pullulation d'une grande quantité de poux ; depuis lors, je saupoudre préalablement les cheveux avec la poudre Vicat et l'inconvénient ne s'est pas reproduit. Si les cheveux sont trop longs, on les coupe ou bien on leur laisse une ouverture après les avoir réunis en faisceau (fig. 8).

Lorsque je pratiquai ainsi une première opération, je ne fus pas sans inquiétude sur la façon dont elle serait supportée et sur ses résultats. Je plaçai l'enfant dans une grand gouttière et je le fis surveiller attentivement. Je fus agréablement surpris de la simplicité des suites, et depuis lors je n'ai plus aucune préoccupation. Malgré ce bandage, étrange d'aspect, les enfants sont gais ; ils mangent bien, engraissent rapidement, n'éprouvent aucune souffrance et respirent facilement.

Durée de l'application du bandage. — Cette durée varie nécessairement suivant la ténacité de l'affection. Dans l'observation I, on voit que la récidive est survenue après l'ablation du bandage, le vingtième jour. Je pense qu'en moyenne il faut laisser le bandage pendant un mois. Toutefois, après l'avoir enlevé, si l'on conserve quelques doutes sur la guérison, il faut immédiatement appliquer un appareil pour la maintenir. C'est une mesure de prudence à laquelle je ne manquais jamais dans mes premières opérations ; actuellement, je m'en suis dispensé dans deux cas et n'ai pas lieu de m'en repentir jusqu'ici.

J'ai pratiqué seize fois le traitement du torticolis par la méthode du massage. Je publie seulement ici douze de ces observations, accompagnées de huit figures pour montrer le torticolis avant, pendant et après le traitement.

Les observations III et VIII sont des cas de torticolis postérieurs non permanents, pour lesquels la méthode de redressement n'a pas été employée.

OBS. I. *Torticolis postérieur extrême. Redressement forcé. Guérison.* — Marie Guichard, de Sens (Saône-et-Loire), âgée de dix ans, entre à la Charité, salle Sainte-Marie, le 7 août 1869 (voy. fig. 1).

Cette jeune fille, douée d'une bonne santé, n'a eu jusqu'ici aucune maladie grave. Il y a un mois et demi, elle fut atteinte d'un violent coup de pierre derrière l'oreille gauche, au niveau du tiers externe de la ligne courbe occipitale supérieure. Une plaie

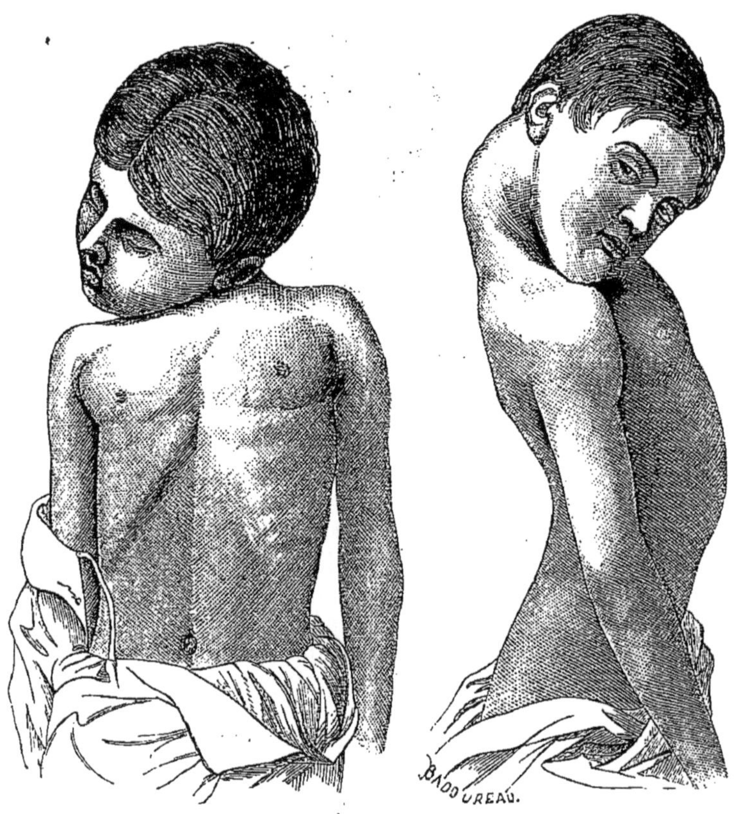

Fig. 1.   Fig. 2.

fut produite, qui guérit rapidement; on en voit la cicatrice. Mais peu à peu les parties musculaires qui s'insèrent dans cette région se rétractèrent; il y eut déviation de la tête et du cou, et bientôt le degré du torticolis fut tel que les parents nous amenèrent l'enfant, chez laquelle nous constatâmes l'état suivant :

Quand le corps est placé de face, le visage se voit de trois quarts : la joue gauche est couchée le long de la clavicule droite;

d

le menton atteint l'apophyse coracoïde du même côté. La poitrine
est fortement projetée en avant; l'épaule gauche est remontée.
Par le fait, la tête est fortement fléchie sur le thorax (fig. 2).

En examinant l'enfant par le côté, on voit que la colonne
vertébrale est très-convexe en arrière; par compensation, les
régions du dos et des lombes, et le sacrum lui-même, décrivent

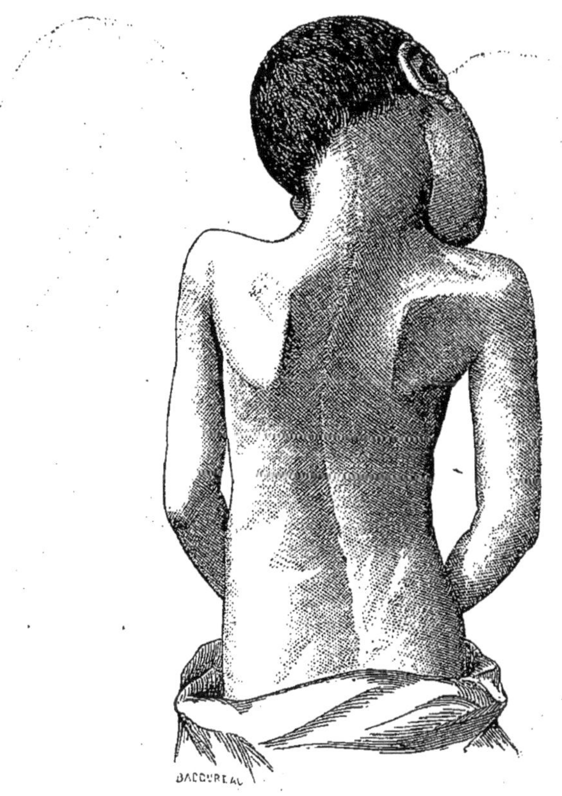

Fig. 3.

par leur ensemble une courbe concave en arrière, à rayon beaucoup plus grand que celui de la courbe cervicale (fig. 3).

Si l'on regarde le sujet par derrière, on apprécie les courbures
latérales de la colonne; au cou elle est concave à gauche, et au
dos convexe du même côté.

Dans cette situation, la jeune fille souffre; la respiration est
gênée, la déglutition difficile, d'où résulte un amaigrissement
progressif. La moindre tentative de redressement éveille des
douleurs intolérables.

Le 10 août, la malade est placée sur une chaise et anesthésiée par l'éther. Le tronc étant fixé par des aides, je saisis la tête, et par des manœuvres prudentes je la redresse progressivement; en insistant avec une certaine énergie, j'obtiens peu à peu une rectitude complète, que j'arrive même à dépasser. Après dix minutes de manœuvres, la tête et le cou exécutent tous les mouvements normaux.

Pendant toute la durée de l'opération je n'ai senti aucun faisceau

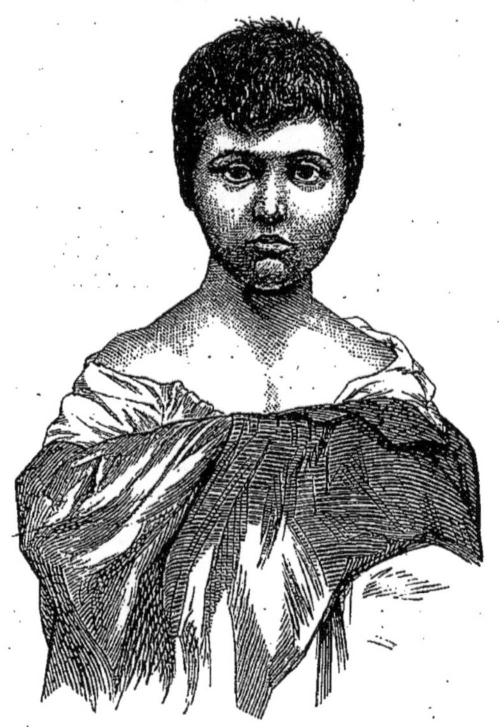

FIG. 4.

musculaire saillant qu'il fût possible de sectionner. Le redressement est maintenu par un bandage amidonné qui enveloppe toute la tête, à l'exception de la face, et couvre le cou, les épaules et le thorax; l'appareil est immédiatement solidifié par l'addition de trois attelles en fil de fer, qui sont laissées en place pendant deux jours.

La malade a bien supporté l'opération et ne se trouve nullement incommodée par le bandage, sous lequel il est curieux de la voir se promener en souriant, semblable à une momie égyptienne.

Au bout de vingt jours, pendant une courte absence que je fais hors du service, le bandage est enlevé à cause de démangeaisons produites par des poux, et à mon retour je retrouve une déviation aussi complète que la première ; elle avait mis deux jours à se reproduire.

Le 5 octobre, nouvelle opération et nouveau bandage ; celui-ci est respecté pendant un mois et demi, sans inconvénient sérieux. Lorsqu'on l'enlève, la tête a conservé sa rectitude ; mais je fais appliquer aussitôt comme tuteur l'appareil à torticolis de Bonnet, pour empêcher tout retour de la déviation.

Pendant un mois encore, la malade reste à la Charité, sous ma surveillance. La rectitude persiste ; la tête et le cou ont retrouvé tous leurs mouvements (fig. 4).

La jeune fille part le 18 décembre ; mais je recommande de lui laisser encore son appareil la nuit et la plus grande partie de la journée.

Dans ce cas, nous avons affaire à un torticolis postérieur, et, malgré le degré extrême de la déviation, le massage a redressé sans efforts trop considérables et donné une guérison complète.

En jetant un coup d'œil sur les figures, on peut apprécier les courbures multiples de la région cervicale et la courbure de compensation de la région dorsale ; il a suffi de redresser la tête pour les faire disparaître. Il en a été de même dans les autres faits, et je n'y reviendrai pas.

Obs. II. *Torticolis postérieur. Massage. Redressement forcé. Guérison.* — Julie Berger, de Cormoranche (Ain), âgée de onze ans et demi, entre à la Charité (salle Sainte-Amélie), le 8 mars 1873.

Il y a trois mois elle fut atteinte d'une angine, pour laquelle on appliqua un vésicatoire à la nuque. L'angine guérit et fut suivie d'un torticolis.

Aujourd'hui, 12 mars, la malade accuse une douleur qui s'exaspère à la pression et qui a son siége à la nuque, au niveau de la partie moyenne du trapèze et du complexus droits ; la tête est inclinée de ce côté ; l'extrémité inférieure de l'oreille droite est de 3 centimètres plus abaissée que du côté gauche ; la face regarde du côté gauche, et la verticale prolongée par la symphyse du menton passe à 1 centimètre environ en dehors de l'articulation sterno-claviculaire gaucho.

On n'aperçoit aucune saillie des muscles sterno-mastoïdiens. Au moindre effort de redressement la malade accuse une vive souffrance au niveau du trapèze et du complexus droits.

Le 14 mars, opération de redressement par le massage, suivie de l'application d'un bandage amidonné. Deux mois après, guérison complète.

Obs. III. *Torticolis postérieur*. — Pauline Chapaz, née à Aoste (Isère), âgée de neuf ans, entre à la Charité (salle Sainte-Amélie) le 5 août 1873.

Antécédents nuls. Il y a un mois, à la suite d'un coup de froid, elle a ressenti des douleurs dans le cou, et la tête s'est déviée.

Au moment de son entrée à la Charité la tête est inclinée à droite; la face regarde à gauche et un peu en haut. Si l'on examine la région antérieure du cou, on constate une saillie du sterno-mastoïdien gauche, due à son tiraillement; car s'il était contracturé il produirait une déviation inverse. Quant au sterno-mastoïdien droit, on le sent à peine, tellement il est lâche et flaccide.

En examinant la région postérieure du cou, on voit d'abord l'angle interne de l'omoplate droite remonté; de plus, la saillie musculaire du côté droit de la nuque est effacée. Par le toucher, on trouve à la base du cou, au niveau des apophyses transverses droites des cinquième et sixième cervicales, un engorgement léger avec douleur à la pression.

Le lendemain de l'entrée de Pauline Chapaz, on applique sur la région douloureuse un emplâtre de Vigo. Quelques jours après toute contracture a disparu.

Dans ce cas, j'ai supposé que le torticolis était dû à des ganglions lymphatiques profonds intermusculaires; mais je n'ai pu en acquérir la certitude.

Obs. IV. *Torticolis postérieur. Redressement forcé. Guérison.* — Mademoiselle Bonhomme, âgée de dix ans, est atteinte de torticolis depuis six mois. La déviation est très-prononcée; la tête est fortement inclinée à gauche et la face tournée à droite.

A droite, on sent l'apophyse transverse de l'axis, tellement la colonne cervicale est incurvée latéralement. Depuis longtemps la malade se plaint d'une douleur siégeant au-dessous de la bosse occipitale gauche, et, au moindre effort de redressement, elle souffre sur le côté gauche de l'axis et de la troisième cervicale.

Opération le 14 août 1873. Éthérisation; le redressement a été facile. J'ai entendu de petits craquements; la saillie de l'apophyse transverse à diparu. Application d'un bandage amidonné, qui incline la tête à droite et tourne la face à gauche.

On laisse le bandage un mois; après ce temps on place l'appareil Bonnet et, un mois après, la guérison est complète. La tête n'a plus besoin de soutien.

Obs. V. *Torticolis postérieur. Redressement forcé. Guérison.* — Robert (Jeanne), âgée de onze ans, demeurant à Lyon, est affectée de torticolis. Elle entre à la Charité (salle Sainte-Amélie, n° 30), le 8 décembre 1874.

Elle jouit d'une bonne santé et n'a pas eu de maladies graves antérieures (fig. 5).

Il y a quinze mois environ, elle eut un eczéma du cuir chevelu avec adénite cervicale multiple, qui persista. En même temps, la tête se fléchit à gauche et la face se tourna à droite. Trois mois après, l'eczéma et l'adénite disparurent, mais l'attitude vicieuse devint permanente.

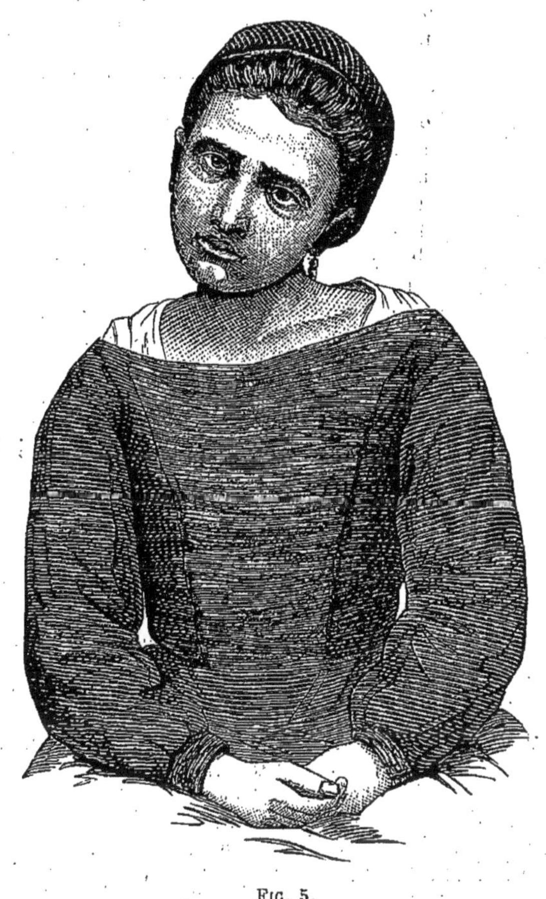

FIG. 5.

A son entrée à l'hospice, la malade se présente avec une flexion marquée de la tête à gauche et en avant, et une rotation de la face à droite, suivant un angle d'environ 65 degrés, avec le plan médian antéro-postérieur. Le cou présente, dans son aspect général, des modifications importantes ; vu par devant, il paraît plus court et élargi transversalement. Le sterno-mastoïdien gauche est saillant sous la peau ; celui du côté droit ne paraît pas. Par derrière, la petite gouttière correspondante au ligament sus-épineux (ligament cervical postérieur) est portée sur la gauche. La masse des muscles de la nuque est beaucoup plus saillante à droite qu'à gauche ; ils sont refoulés par l'incurvation convexe des vertèbres cervicales. Les mouvements spontanés sont très-limités ; l'extension seule est possible dans une étendue restreinte. Les mouvements

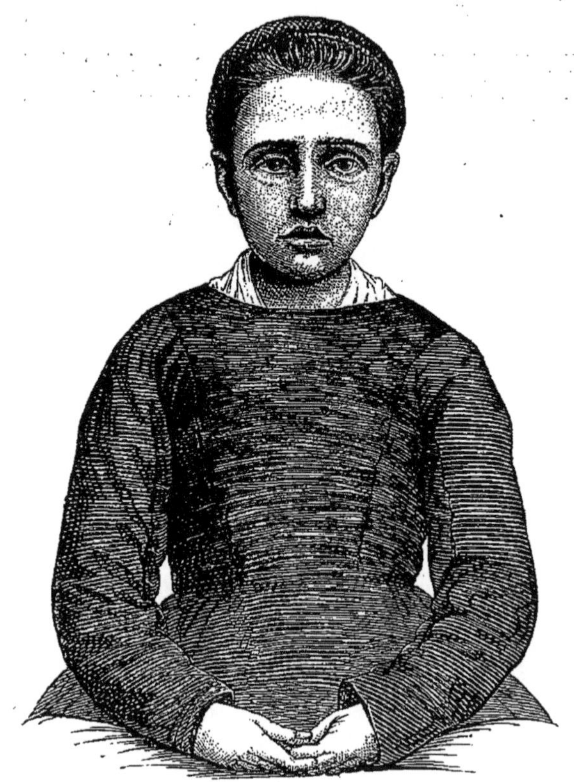

Fig. 6.

communiqués sont plus étendus, mais ils provoquent une vive douleur au niveau du trapèze et du complexus gauche.

Le 10 décembre, la malade est photographiée.

Le 15. Anesthésie ; massage dans tous les sens. Le redressement est complet, toute contracture a disparu. Application d'un bandage silicaté, qui est laissé en place un mois et demi. La tête est tournée en sens inverse.

Les suites de l'opération ont été des plus simples ; pas de fièvre appétit conservé, pas de douleur.

Le 1ᵉʳ février, l'appareil inamovible est remplacé par un appareil Bonnet. Le redressement obtenu lors du massage est parfaitement conservé.

Le 15, on supprime tout appareil. La malade n'accuse plus aucune gêne ; les mouvements sont complets et faciles, ils ne provoquent aucune douleur.

À cette époque on la photographie de nouveau (voy. fig. 6).

Sortie le 20 février.

OBS. VI. *Torticolis postérieur. Redressement forcé. Guérison.*—Coquard (Marie-Françoise), née à Villechenève (Rhône), âgée de

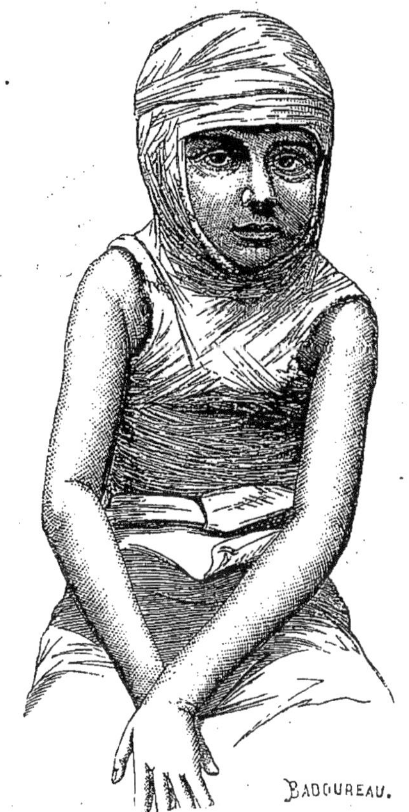

FIG. 7.

dix ans, entre à la Charité (salle Sainte-Amélie, n° 31), le 26 juillet 1875. Il y a huit mois, cette jeune fille, bien portante jusque-là, fut atteinte de douleurs rhumatismales, localisées aux jambes, puis à la région cervicale postérieure. Elle a dû garder le lit deux mois, après lesquels la convalescence fut rapide ; mais déjà la tête s'était infléchie à gauche, la face tournée à droite. Elle est atteinte depuis six mois de torticolis permanent.

A son entrée à la Charité, on constate la déviation indiquée ; les mouvements de la tête sont nuls ; les mouvements provoqués sont très-limités et douloureux. Le sterno-mastoïdien gauche fait une saillie légère, mais n'est pas rétracté d'une façon permanente. Le trapèze est contracturé ; une douleur se produit sur les parties latérales de la troisième cervicale dans les efforts de redressement.

Le 30 juillet, anesthésie ; massage ; redressement progressif ; application d'un bandage silicaté, en donnant à la tête une position opposée (fig. 7).

Le 6 octobre, on enlève l'appareil. La tête et la face sont dans une bonne direction ; les mouvements volontaires, un peu gênés, il est vrai, s'exécutent dans tous les sens. Aucun appareil n'est appliqué. L'enfant reste dans le service en surveillance.

Le 12. Les mouvements ont perdu leur gaucherie ; l'attitude est bonne. Marie Coquard peut être considérée comme guérie.

Le 15 novembre. La guérison s'est maintenue. L'attitude et les mouvements ne laissent rien à désirer.

Obs. VII. *Torticolis postérieur. Massage. Redressement.* — Marie Prost, née à Lentilly (Rhône), âgée de dix ans et demi, entre à la Charité (salle Sainte-Amélie, n° 32), le 18 octobre 1875. Elle est affectée de torticolis depuis quatre mois. Il est assez difficile d'avoir des renseignements sur ses antécédents ; toutefois, il est certain qu'elle a été atteinte d'adénite cervicale multiple. La tête est inclinée à gauche et la face tournée à droite. Le muscle sterno-mastoïdien gauche ne fait aucune saillie sous la peau. En avant des muscles postérieurs et sous leurs faisceaux, on constate quelques petits ganglions peu douloureux à la pression. Ces muscles postérieurs sont légèrement contracturés ; au niveau de la deuxième cervicale, on constate une incurvation vertébrale à droite et en arrière.

Le 22 octobre, anesthésie ; massage ; bandage silicaté, en inclinant la tête à droite et tournant la face à gauche (voy. fig. 8).

La figure montre que les cheveux, très-abondants, ont pu être conservés sans inconvénients. La photographie a été faite un mois après l'opération.

Quoique Marie Prost puisse à peine écarter les dents, elle a continué à bien manger et son embonpoint a augmenté. Je dois dire qu'une constriction aussi exacte n'est pas nécessaire.

Le 28 novembre on enlève l'appareil. La tête est droite ; il n'y a aucune tendance à la rétraction. On ne place aucun appareil.

Le 30 novembre elle sort guérie.

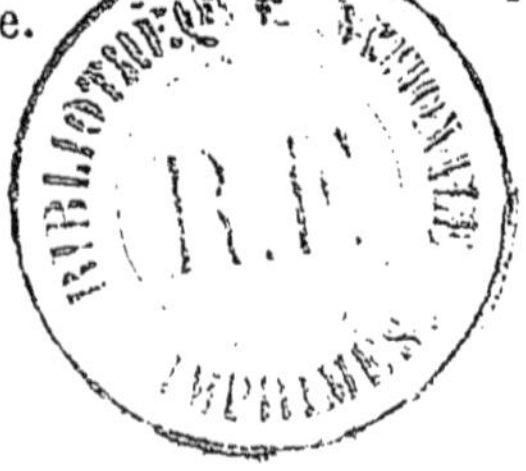

Obs. VIII. *Torticolis postérieur.* — André-Stanislas Lavalette, âgé de douze ans, né à Givors, entre à la Charité le 29 septembre 1875. Il est affecté d'un léger torticolis.

Depuis deux ans, cet enfant a eu plusieurs atteintes rhumatismales, dont la dernière date du mois de février 1875. C'est à ce moment que l'enfant a ressenti une raideur des muscles du cou et de la nuque qui persiste encore aujourd'hui.

La tête est légèrement inclinée à gauche et la face tournée à

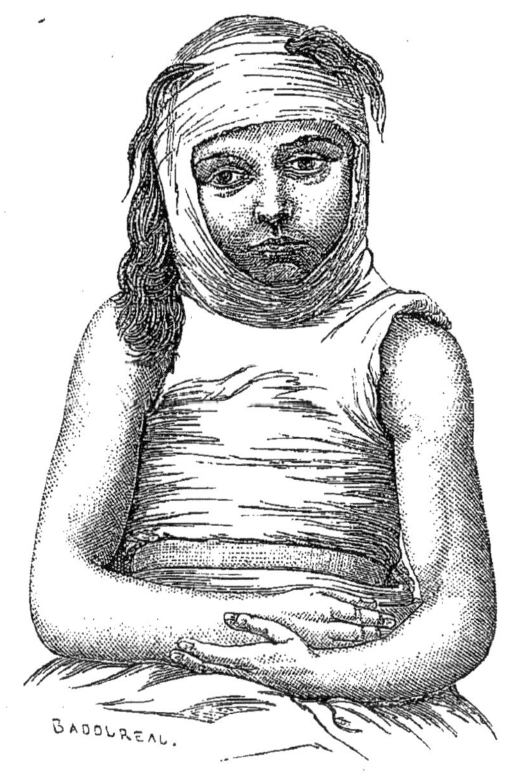

Fig. 8.

droite. Si l'on cherche le redressement, on constate une rétraction prononcée du trapèze gauche. C'est donc à ce muscle qu'il faut attribuer la déviation.

Dans les muscles de la nuque, à droite, on constate des ganglions engorgés, mais non douloureux. A gauche on n'en trouve aucun. S'il y en a eu, et qu'ils aient été le point de départ de la myosite, ils ont complétement disparu.

Pas de rétraction des sterno-mastoïdiens. (Obs. incomplète.)

Obs. IX (recueillie par M. Lutaud). *Torticolis postérieur.* — Françoise Tissot, âgée de huit ans et demi, entre à la Charité, le 30 avril 1871.

Cette enfant est d'une constitution assez faible; elle a déjà eu plusieurs maladies assez graves et son facies annonce un état général peu satisfaisant. Elle est maintenant atteinte d'un torticolis musculaire, sur l'origine duquel nous manquons de renseignements précis; l'enfant prétend que cette infirmité lui est survenue à la suite d'une fièvre grave; son bas âge ne nous permet pas d'accepter ce renseignement comme authentique.

Actuellement, elle a la tête inclinée à gauche et regardant à droite. Le muscle sterno-cléïdo-mastoïdien ne paraît pas être le siége d'une contraction considérable; les ganglions de la région gauche sont quelque peu engorgés.

Le 12 mai, jour fixé pour l'opération, M. Delore fit placer la malade sur une chaise et, après l'avoir éthérisée, il pratiqua lentement et avec précaution le massage; les épaules et le tronc étaient maintenus immobiles par un aide pendant cette opération. Au bout de dix minutes le résultat fut des plus satisfaisants; nonseulement le torticolis que j'ai décrit plus haut n'existait plus, mais le chirurgien en avait produit un nouveau dans une direction opposée.

Il fallait maintenant conserver le résultat obtenu, car il est bien évident que si la tête n'était pas immobilisée elle retournerait à son ancienne position. Pour cela, M. Delore se servit d'un procédé très-ingénieux, qu'il avait déjà employé dans d'autres cas et qui consiste à faire un immense bandage amidonné, occupant la tête et toute la partie supérieure du tronc, la face et les membres supérieurs restant libres. Ce bandage fut consolidé au moyen d'attelles de fil de fer placées à la partie postérieure et latérale du corps Cet appareil, très-original, maintenait parfaitement la tête de l'enfant dans la position voulue. Une précaution, qui n'a pas été omise, consiste à saupoudrer la tête de l'enfant d'une préparation empêchant la reproduction des poux, sans cela le port du bandage lui deviendrait bientôt intolérable.

Trois semaines plus tard la tête de l'enfant fut mise à nu; elle était à peu près dans son état normal, néanmoins on remarquait une légère tendance à retourner à son ancienne position. Pour obvier à cet inconvénient on lui applique l'appareil de M. Blanc.

Obs. X. *Torticolis postérieur ayant produit la paralysie du bras. Redressement forcé. Guérison.* — Louise Blanc, née à Lyon, âgée de quatorze ans et huit mois, entre à la Charité (salle Sainte-Amélie, n° 52) le 22 novembre 1875. Elle est affectée d'un torticolis postérieur. Réglée au mois d'avril 1875, au moment de l'apparition de la deuxième menstruation (mai 1875), elle boit de l'eau glacée, qui en empêche le retour. C'est depuis cette époque qu'elle commence à ressentir une certaine gène dans les mouvements du cou; cependant le début de ce torticolis fut assez lent. On lui fit, à cette époque, différentes frictions et des badigeonnages à la teinture d'iode, qui restèrent sans résultat appréciable.

Il y a environ un mois, elle eut progressivement une paralysie incomplète du membre supérieur gauche avec atrophie des muscles de l'épaule et du bras; on fit sans résultat l'électrisation et des frictions pendant un mois. M. Delore pratiqua alors un massage doux, mais prolongé. A partir de ce moment, la paralysie fut améliorée; le bras recouvra quelques mouvements; le torticolis seul persista.

Actuellement, 25 janvier, l'avant-bras est bien développé; les muscles du côté gauche du cou en avant et en arrrière font une légère saillie arrondie, au niveau de la troisième cervicale, qui est due à leur refoulement en arrière par l'apophyse transverse de la vertèbre déviée. Les sterno-mastoïdiens ne font aucune saillie et ne sont nullement rétractés: ils ne sont pas tendus quand on fait les manœuvres de redressement.

La tête est fortement *inclinée* et *fléchie à gauche*, et la face tournée *à droite*.

La tête est *transportée* en totalité du côté gauche; la colonne cervicale est fortement infléchie; une verticale, abaissée du milieu du menton, tombe à 5 centimètres à gauche du milieu de la fourchette sternale. L'épaule gauche est plus élevée que la droite.

Mouvements volontaires. — La flexion est possible, mais la rotation ne l'est pas; tous les muscles de la région s'y opposent.

Mouvements communiqués. — Le redressement est possible, facile même. Cependant douleur et résistance aux insertions supérieures des muscles de la nuque et du cou à droite.

Cette jeune fille est d'une extrême pâleur.

Le 28 janvier, application d'un appareil après le massage forcé (procédé de M. Delore); craquements très-forts pendant le redressement.

Le 30, l'appareil, qui s'était un peu dérangé, est redressé et consolidé par de nouvelles bandes silicatées. Pas de souffrances; appétit conservé.

Le 8 mars, l'appareil est enlevé : le redressement est complet.

Le 9, application d'une minerve.

Le 17, examen : Guérison à peu près complète; un peu de raideur, mais tous les mouvements du bras et du cou sont possibles. Les deux épaules sont à la même hauteur; pas de déviation ni d'inflexions de la colonne. A partir du redressement, tous les phénomènes paralytiques disparurent complétement, preuve qu'ils étaient sous l'influence de la déviation vertébrale.

Le 10 avril. Cette malade a repris de l'embonpoint et des couleurs. La guérison est complète.

OBS. XI. *Torticolis postérieur*. — M. de L..., âgé de dix-hui ans, a été atteint de scarlatine il y a quatre ans. A dater de ce moment, sa santé générale s'est altérée. Actuellement (janvier 1876) il est leucocythémique ; la plupart de ses ganglions lymphatiques sont tuméfiés, surtout les cervicaux à droite. De ce côté les muscles de la nuque se sont rétractés et ont amené un torticolis permanent depuis près de deux ans. La tête est inclinée à droite et la face tournée à gauche. Les sterno-mastoïdiens ne font nulle saillie. Quand on fait des efforts de redressement, on produit des douleurs au niveau des muscles de la nuque du côté droit, et l'on y sent une rétraction prononcée.

A cause du mauvais état de la santé générale je ne traite pas le torticolis.

Obs. XII. *Torticolis postérieur. Massage léger. Redressement.* — Louise Gauthier, âgée de sept ans, entre le 2 avril 1874 à la Charité (salle Sainte-Amélie, n° 10).

La malade a été atteinte d'une brûlure de la région occipitale gauche, avec de l'eau chaude, le 25 décembre dernier. La plaie produite par la brûlure, d'un aspect simple et de peu d'étendue, n'amena d'abord aucune espèce de complication. Mais la guérison paraissant se faire attendre outre mesure, les parents amenèrent l'enfant à la Charité.

On remarqua, à l'entrée, une légère flexion de la tête du côté gauche avec rotation très-visible ; la face était tournée du côté opposé. Le travail inflammatoire s'était propagé à la partie supérieure du trapèze et la myosite consécutive amenait la rétraction progressive du muscle. Cependant les symptômes de torticolis ne s'exagèrent pas considérablement. On pratique le massage. Peu à peu le redressement de la tête devient indolore, et lorsque la plaie est cicatrisée les mouvements ne sont plus gênés en aucune façon.

L'enfant part le 25 mai en parfaite guérison.

Obs. XIII. *Torticolis postérieur.* — Lassallette (André-Stanislas), né à Givors, âgé de douze ans, entre à la Charité (salle Sainte-Aline, n° 11) le 29 novembre 1875.

Cet enfant, entré dans le service de M. Meynet, le 29 novembre, est sujet, depuis l'âge de deux ans, à des attaques de rhumatisme : la dernière semblerait dater du mois de février 1875. C'est depuis cette époque que l'enfant a ressenti une certaine raideur dans les muscles du cou et de la nuque.

Aujourd'hui il présente une inclinaison légère de la tête à gauche, la face étant tournée vers la droite ; si l'on cherche à faire incliner la tête à droite, on constate une rétraction considérable du trapèze.

On remarque des ganglions dans la région de la nuque, *à droite ;* s'il y en a eu, à l'origine, à gauche, ils ont disparu. Pas de traitement.

Obs. XIV. *Torticolis postérieur.* — Molart (Marie-Louise), née à Oyonnax (Ain), âgée de neuf ans, entre à la Charité (salle Sainte-Marie, n° 2), le 20 octobre 1876.

Il y a deux mois, cette malade fut piquée, dit-elle, par une mouche, et vit son cou s'œdématier; quelques jours après elle se mouilla et, à dater de ce moment, elle éprouva des douleurs dans le cou et de la difficulté à exécuter les mouvements habituels.

Actuellement, la face est tournée à gauche et la tête inclinée à droite; le sterno-cléido-mastoïdien droit n'est pas contracturé, mais la cinquième vertèbre dorsale fait une saillie tellement exagérée en arrière et à gauche que l'on pourrait croire à une arthrite cervicale.

Le 26 octobre, on opère le redressement. Après avoir endorm la malade, on lui met un bandage silicaté, en ayant soin de tourner la tête à gauche et la face à droite.

Le 10 décembre, le bandage est enlevé; la malade remue la tête sans douleur; l'inclinaison vicieuse n'existe plus.

Le 20, *exeat*. La malade va très-bien.

Obs. XV. *Torticolis postérieur.* — Coquis (Nicolas), demeurant à Parcieux, âgé de onze ans, entre à la Charité (salle Saint-Pierre, n° 15) le 5 décembre.

Cet enfant jouit d'une bonne santé. Il y a quinze jours, il fit, par un temps froid, une course d'une vingtaine de kilomètres; le lendemain, il ressentit des douleurs vives dans toute la tête et dans le cou, les mouvements ne sont toutefois pas très-douloureux. Deux jours après les douleurs deviennent très-vives, surtout dans la partie postérieure du cou; le malade ne peut plus remuer le cou; la face est tournée à droite, la tête à gauche. Le médecin qui le voit lui fait mettre un collier. Les douleurs s'arrêtent le lendemain; le cou reste toujours dans la même position.

Actuellement, le malade ne souffre plus. Les mouvements s'exécutent dans une certaine étendue; les sterno-cléido-mastoïdiens ne sont pas contractés; la contracture existe dans les muscles de la région postérieure du cou.

Le malade est anesthésié. La contracture musculaire disparaît complétement; après un peu de massage on l'immobilise dans un bandage, en ayant soin de maintenir la face tournée à droite et d'incliner la tête à gauche.

7 février. Cet enfant vient me voir aujourd'hui. Il n'a plus aucune trace de torticolis.

Obs. XVI. *Torticolis postérieur.* — Marie Marchand, âgée de quatorze ans, entre le 6 juin 1877 à la Charité (salle Sainte-Marie, n° 10).

Il y a un mois et demi, sans cause appréciable, elle sentit une raideur dans le cou, avec douleurs violentes; la tête fut inclinée à droite et la face tournée à gauche.

Malgré tous les moyens employés, le torticolis persiste et le moindre mouvement provoque de vives douleurs. Les muscles antérieurs du cou ne font aucune saillie; dès qu'on imprime le moindre mouvement à la tête, les muscles postérieurs droits se contracturent énergiquement.

Opération de redressement le 15 juin.

Au mois de juillet le bandage est défait et la malade abandonnée à elle-même.

En novembre, je la retrouve à peu près dans le même état qu'avant; toutefois, quelques mouvements sont possibles sans douleur. J'attribue ce résultat à ce que le bandage a été enlevé prématurément et n'a point été remplacé par un appareil.

Le 15 novembre, nouveau redressement.

Le 8 décembre. Actuellement en traitement.

CONCLUSIONS.

1° Le torticolis, dans la majorité des cas, est dû à la rétraction permanente des muscles postérieurs du cou.

2° Dans tous les faits de redressement que je viens de citer la guérison a été obtenue sans ténotomie et par des mouvements progressifs non dangereux.

3° Mieux que tout autre appareil, le bandage silicaté remplit les conditions d'immobilisation absolue, si importantes après un redressement forcé.

FIN

PARIS — IMPRIMERIE E. MARTINET, RUE MIGNON,

EXTRAIT DE LA GAZETTE HEBDOMADAIRE DE MÉDECINE ET DE CHIRURGIE